KB274229

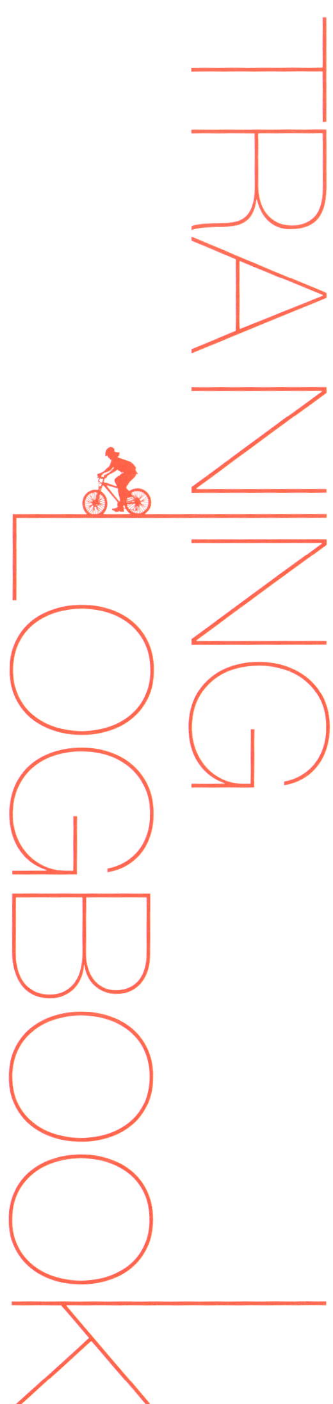

내 몸과 삶을 바꾸는 트레이닝 로그

창용찬 지음

푸른솔

CHANGE
YOUR
BODY & LIFE

Fitness Center :

Member ___________________ No. _____________________

Trainer ___________________ Gender M ☐   F ☐

H.P ______________________ Occup. __________________

P.T. Date ________________________ – ________________ _________ 회

내 몸과 삶을 바꾸는 트레이닝 로그

2016년 4월 19일 초판 인쇄   2016년 4월 27일 초판 발행

저자 창용찬 **발행자** 박흥주 **영업부** 장상진 **관리부** 이수경
발행처 도서출판 푸른솔 **편집부** 715-2493 **영업부** 704-2571~2 **팩스** 3273-4649
주소 서울시 마포구 삼개로 20 근신빌딩 별관 302
디자인 여백 커뮤니케이션
등록번호 제 1-825

값 11,000원
ISBN: 978-89-93596-62-5 (13690)

차례

퍼스널 트레이닝 레슨 동의서 • 6

Change Your Body & Life - 사전 체크리스트 • 7

Personal Training List • 9

Body Check Point • 14

식습관 & 건강 체크리스트 • 16

15 Week 운동계획 및 실천 • 18

Change Your Body & Life - 변화 체크 • 22

Change Your Body & Life - InBody 측정 • 26

Change Your Body & Life - Photo • 28

Member Check Point • 30

Trainer Check Point • 31

영양식단 / Diet Log • 32

Weight Training 기본요소 • 48

복부(Abs)감량 기본원칙 • 50

심폐기능 향상을 위한 목표심박수 • 52

Training Log • 54

인체 근육도 • 156

퍼스널 트레이닝 레슨 동의서

본인은 귀 피트니스 센터의
퍼스널 트레이닝 개인 레슨 협약규정에
동의합니다.

년   월   일

회원: 서명

- 담당 트레이너와 강습 일정 및 시간을 조정하여 확정하며 약속을 지킵니다.
- 담당 트레이너가 사정상 강습을 할 수 없을 경우 동급의 다른 트레이너가 강습을 대체할 수 있습니다.
- 개인 사정에 의해 강습 취소를 원할 경우 하루 전에 변경해야 하며 통보가 없을 경우 1회 강습으로 처리됩니다.
- 강습 세션의 유효기간은 1회를 기준으로 상호간 정하며 이 기간 안에 강습을 완료하지 못하였을 시 남은 세션은 없어집니다.
- 피트니스 센터가 아닌 트레이너와 회원님 간의 개인적인 PT 강습 계약은 유효하지 않으며 이 경우에 환불이 안됩니다.

Change Your Body & Life – 사전 체크리스트

❚ 운동 목표는?

○ 체중감량　　○ 체형교정　　○ 복부감량　　○ 근육강화　　○ 재활운동
○ 건강관리　　○ 기타(　　　　　　　　　　)

❚ 변화시키고 싶은 부위는?

○ 복부　　○ 대둔근　　○ 등　　○ 팔　　○ 가슴
○ 허벅지　　○ 기타(　　　　　　　　　　)

❚ 즐겨하는 운동은?

○ 웨이트트레이닝　　○ 달리기　　○ 사이클　　○ 등산　　○ 수영
○ 기타(　　　　　　　　　　)

❚ 싫어하는 운동은?

○ 복부운동　　○ 유산소운동　　○ 웨이트트레이닝　　○ 야외운동　　○ 기타(　　　　)

❚ 보충제 및 영양제 섭취는?

　• 비타민 섭취는?

　• 보충제 섭취는?

　• 건강식품 섭취는?

❚ 주 몇 회 운동이 가능한가?

○ 주2회　　○ 주3회　　○ 주4회　　○ 주5회　　○ 주6회

❚ 1일 운동가능 시간은?

○ 30분　　○ 50분　　○ 60분　　○ 90분　　○ 120분 이상

❚ 체중감량 다이어트 경험은?

○ 예　　　　○ 아니오

❚ 부상 등 신체 특이점은?

▌표준 체중은?

- 남자: (신장 – 100) × 0.9
- 여자: (신장 – 100) × 0.85

kg

▌비만도는?

- (현재 체중 ÷ 표준 체중)×100
  - ○ 85% 이하: 저체중
  - ○ 106~115%: 과체중
  - ○ 135% 이상: 초고도비만
  - ○ 86~105%: 정상 체중
  - ○ 116~135%: 고도비만

%

▌기초대사량은?

- 남성: 66.47 + (13.75 × 현재 체중) + (5 × 신장) – (6.76 × 나이)
- 여성: 655.1 + (9.56 × 현재 체중) + (1.85 × 신장) – (4.86 × 나이)
- 기초대사량: 1일 칼로리(kcal) 소요량
- 운동 시에는 운동량에 의해 kcal 증가

kcal

▌활동대사량은?

- 사무직 등 가벼운 신체활동을 하는 사람(기초대사량의 20~40%)
- 저활동(기초대사량의 50~60%): 학생, 가정주부
- 중활동(기초대사량의 70~75%): 자전거 타기, 계단오르기, 가벼운 운동
- 고활동(기초대사량의 80~100%): 축구, 등산

kcal

▌목표심박수는?

- 목표심박수 = (최대심박수 – 안정시 심박수) × 운동강도 + 안정시 심박수
- 최대심박수 = (220 – 본인 나이)
- 안정시 심박수 = 손목 동맥과 목 옆 경동맥에서 10초간 측정해 × 6
- 안정시 심박수는 평균 분당 60~80회
- ex) 운동강도 60% = 0.6

회

▌체지방률은?

- 남성: (1.1 × 체중) – {128 × (체중 ÷ 신장)}
- 여성: (1.07 × 체중) – {128 × (체중 ÷ 신장)}

%

Member Name: **Personal Trainer:**

계약 횟수: 회   Lesson 기간: ～

G.M. sign

Date	Excercise in	Exercise out	Trainer sign	Member sign

✓ 개인 레슨 시 회원 및 담당 트레이너는 운동시간 및 서명(sign)을 꼭 기록해야 한다.

Personal Training List

Member Name:

Personal Trainer:

계약 횟수:　　　　　　　　　회

Lesson 기간:　　　　　　　~

G.M. sign

Date	Excercise in	Exercise out	Trainer sign	Member sign

✓ 개인 레슨 시 회원 및 담당 트레이너는 운동시간 및 서명(sign)을 꼭 기록해야 한다.

Member Name:

Personal Trainer:

계약 횟수: 회

Lesson 기간: ~

G.M. sign

Date	Excercise in	Exercise out	Trainer sign	Member sign

✓ 개인 레슨 시 회원 및 담당 트레이너는 운동시간 및 서명(sign)을 꼭 기록해야 한다.

Member Name: **Personal Trainer:**

계약 횟수: 회   Lesson 기간: ∼

G.M. sign

Date	Excercise in	Exercise out	Trainer sign	Member sign

✓ 개인 레슨 시 회원 및 담당 트레이너는 운동시간 및 서명(sign)을 꼭 기록해야 한다.

Personal Training List

Member Name:

계약 횟수:　　　　　　　　　회　　**Personal Trainer:**

Personal Trainer:

Lesson 기간:　　　　　　　～

G.M. sign

Date	Excercise in	Exercise out	Trainer sign	Member sign

✓개인 레슨 시 회원 및 담당 트레이너는 운동시간 및 서명(sign)을 꼭 기록해야 한다.

Body Check Point (Man)

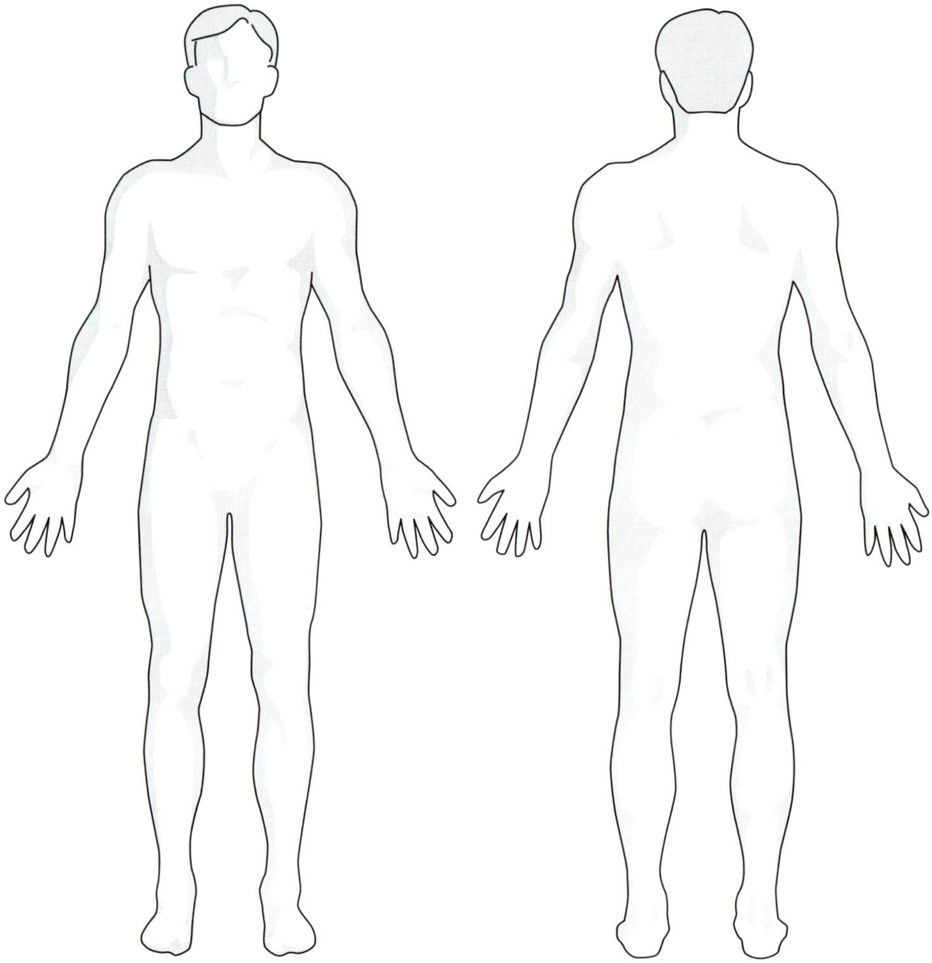

✓ 근육을 증가시키고 체지방을 감소시키고자 하는 부위 표시
✓ 부상으로 운동이 불가능한 부위 표시

✓ 근육을 증가시키고 체지방을 감소시키고자 하는 부위 표시
✓ 부상으로 운동이 불가능한 부위 표시

Body Check Point (Woman)

✓ 근육을 증가시키고 체지방을 감소시키고자 하는 부위 표시
✓ 부상으로 운동이 불가능한 부위 표시

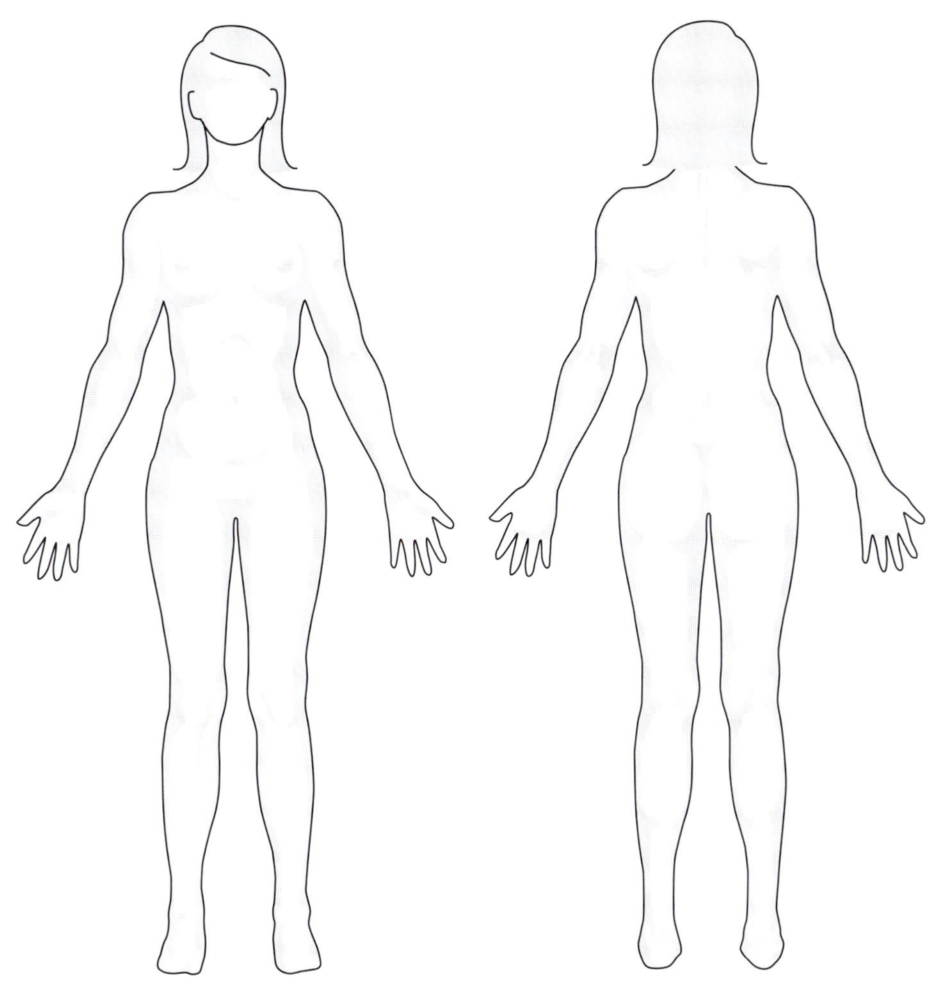

NOTE

✓ 근육을 증가시키고 체지방을 감소시키고자 하는 부위 표시
✓ 부상으로 운동이 불가능한 부위 표시

식습관 & 건강 체크리스트

	질문내용	매우 그렇다	그렇다	보통	아니다
관상 동맥 질환	직계가족 중 심장 수술을 받았거나 심장마비를 일으킨 사람이 있다.				
	심장 관련 진단을 받았거나 약을 복용하고 있다.				
	최근에 금연을 하였는데 아직도 담배 생각이 난다.				
	수축기 혈압 140 이상, 이완기 혈압 90 이상이거나 고혈압 약을 복용 중이다.				
	총 콜레스테롤 수치가 200mg/dl 이상이고 LDL 30mg/dl 이상, HDL 40mg/dl 이하이다.				
	공복혈당이 100mg/dl 이상이다.				
	체질량지수가 30 이상이거나 체지방률이 23% 이상(남), 33% 이상(여)이다.				
	계단을 오르거나 운동 시 가슴 부위에 쥐어짜거나 찌르는 듯한 통증이 있다.				
	하루에 걷거나 뛰는 시간이 30분을 넘지 않는다.				
순환 기계	현기증이 심하거나 어지럽다.				
	손발이 차고 저리다.				
	가슴이 두근대며 작은 일에도 놀란다.				
	쉽게 긴장하고 사소한 일에도 짜증을 낸다.				
	직장이나 가정에서 의견 충돌이 잦다.				
스트레스	불안, 긴장감 때문에 평소보다 술, 담배가 늘었다.				
	불면증으로 자고나도 다음날 몸이 개운하지 않다.				
	무언가 하지 않으면 진정이 안 된다.				
	불안, 긴장감을 해소하려 안정제 등을 복용한다.				
	가슴이 답답하고 화끈거리며 메스껍다				
	머리가 자주 아프거나 눈의 충혈이 있다.				
	목이나 어깨가 자주 결린다.				
	사람들과 잘 안 어울리고 매사가 귀찮다.				
	최근 들어 크게 웃어본 일이 없다.				
관절 · 근육	통증이 있는 관절 부위가 있다.				
	무릎 관절염 또는 어깨 결림이 있다.				
	허리 디스크 등 척추질환이 있다.				
	알레르기 피부로 고생한다.				
	족저근막염이 있다.				
	하지정맥류가 있다.				

	질문내용	매우 그렇다	그렇다	보통	아니다
일상	휴식을 취해도 피로가 풀리지 않는다.				
	아침에 일어나기 힘들며 늘 피로하다.				
	과음 후 다음날 바로 회복되지 않는다.				
	아침에 양치질할 때 구역질이 심하다.				
식생활 습관	아침에 늦게 일어나서 식사를 거른다.				
	배가 부를 때까지 먹는 편이다.				
	외식을 자주 하는 편이다.				
	늦게 자는 날이 많고 야식을 즐긴다.				
	생선보다는 고기가 입에 잘 맞는다.				
	피자나 햄버거(주 3회 이상)를 즐겨 먹는다.				
	우유보다 콜라와 사이다를 즐겨 마신다.				
	과자나 초콜릿 등 단것을 좋아한다.				
	라면이나 국수 등 면류를 좋아한다.				
	음식에 소금이나 양념장을 많이 넣고 국물을 남기지 않고 먹는다.				
	저녁 일과 후 치킨과 맥주를 즐긴다.				
	삼겹살과 소주를 즐긴다.				
	빵을 하루에 한 번 이상 식사로 대체한다.				
	식사할 때 국이나 찌개가 빠지지 않는다.				
소화 기계	음식물 섭취 후 소화에 어려움이 있다.				
	평소 위 속이 쓰리고 아프다.				
	식욕이 없고 조금만 먹어도 헛배가 부른다.				
	변비에 시달리고 배변이 일정치 않다.				
	아랫배가 묵직하고 답답하다.				
	식욕이 없고 조금만 먹어도 설사를 한다.				
	음식 소화를 위해 소화제를 자주 복용한다.				
섭식	최근 갑자기 체중이 많이 줄었다.				
	뚱뚱하다고 생각하고 음식을 절제하고 있다.				
	음식을 먹어야 할 상황을 피하지 않고 거절을 잘 못한다.				
	운동에 대한 의욕보다 먹는 것이 더 즐겁다.				
	피부가 거칠어지고 손발이 노란빛을 띤다.				

Week		Mon	Tue	Wed	Thu	Fri	Sat	Sun	etc.
1주차	목표								
	실천								
2주차	목표								
	실천								
3주차	목표								
	실천								
4주차	목표								
	실천								

Week		Mon	Tue	Wed	Thu	Fri	Sat	Sun	etc.
5주차	목표								
	실천								
6주차	목표								
	실천								
7주차	목표								
	실천								
8주차	목표								
	실천								

✓ 목표란에는 매일 레슨 운동 목표량을 "시간"으로 기록하며, 실천란에는 운동시간을 기록한다. 레슨 없이 개인운동 시에도 운동량을 "시간" 단위로 기록한다.

Week		Mon	Tue	Wed	Thu	Fri	Sat	Sun	etc.
9주차	목표								
	실천								
10주차	목표								
	실천								
11주차	목표								
	실천								
12주차	목표								
	실천								

✓ 목표란에는 매일 레슨 운동 목표량을 "시간"으로 기록하며, 실천란에는 운동시간을 기록한다.

Week		Mon	Tue	Wed	Thu	Fri	Sat	Sun	etc.
13주차	목표								
	실천								
14주차	목표								
	실천								
15주차	목표								
	실천								
비고									

✓ 목표란에는 매일 레슨 운동 목표량을 "시간"으로 기록하며, 실천란에는 운동시간을 기록한다. 레슨 없이 개인운동 시에도 운동량을 "시간" 단위로 기록한다.

Change Your Body & Life – 변화 체크

체중 (Weight)

체중
측정일

체중
(kg)

40 50 60 70 80 90 100 110

✓ 2주 단위로 정기적으로 변화된 체중을 그래프에 기록한다.

골격근량 (Skeletal Muscle Mass)

✓ 2주 단위로 정기적으로 변화된 골격근량을 그래프에 기록한다.

복부근력 변화
Abs Crunch (횟수)

✓ 2주 단위로 정기적으로 변화된 복부운동인 Crunch 횟수를 기록한다.

체지방률
(Body Fat Percentage)

✓2주 단위로 정기적으로 변화된 체지방률을 그래프에 기록한다.

Change Your Body & Life – InBody 측정

✓ 3주에 한 번씩 InBody 측정 결과표 내용을 옮겨 기록한다.

측정 항목 \ 측정일	/	/	/	/	/	/	/	/
체중(kg) Weight								
골격근량(kg) Skeletal Muscle Mass								
체지방량(kg) Body Fat Mass								
BMI(kg/m²) Body Mass Index								
체지방률(%) Personal Body Fat Percentage								
오른팔(kg) R-Arm								
왼팔(kg) L-Arm								
오른쪽 허벅지(kg) R-Thigh								
왼쪽 허벅지(kg) L-Thigh								

측정 항목 \ 측정일	/	/	/	/	/	/	/	/
체중(kg) Weight								
골격근량(kg) Skeletal Muscle Mass								
체지방량(kg) Body Fat Mass								
BMI(kg/m²) Body Mass Index								
체지방률(%) Personal Body Fat Percentage								
오른팔(kg) R-Arm								
왼팔(kg) L-Arm								
오른쪽 허벅지(kg) R-Thigh								
왼쪽 허벅지(kg) L-Thigh								

✓ 3주에 한 번씩 InBody 측정 결과표 내용을 옮겨 기록한다.

✓ 변화된 자신의 신체 사진을 정기적으로 게재하여 변화되는 몸을 확인한다.

Date ______________________________

Photo

Date ______________________________

Photo

Date ______________________________

Photo

Date ______________________________

Photo

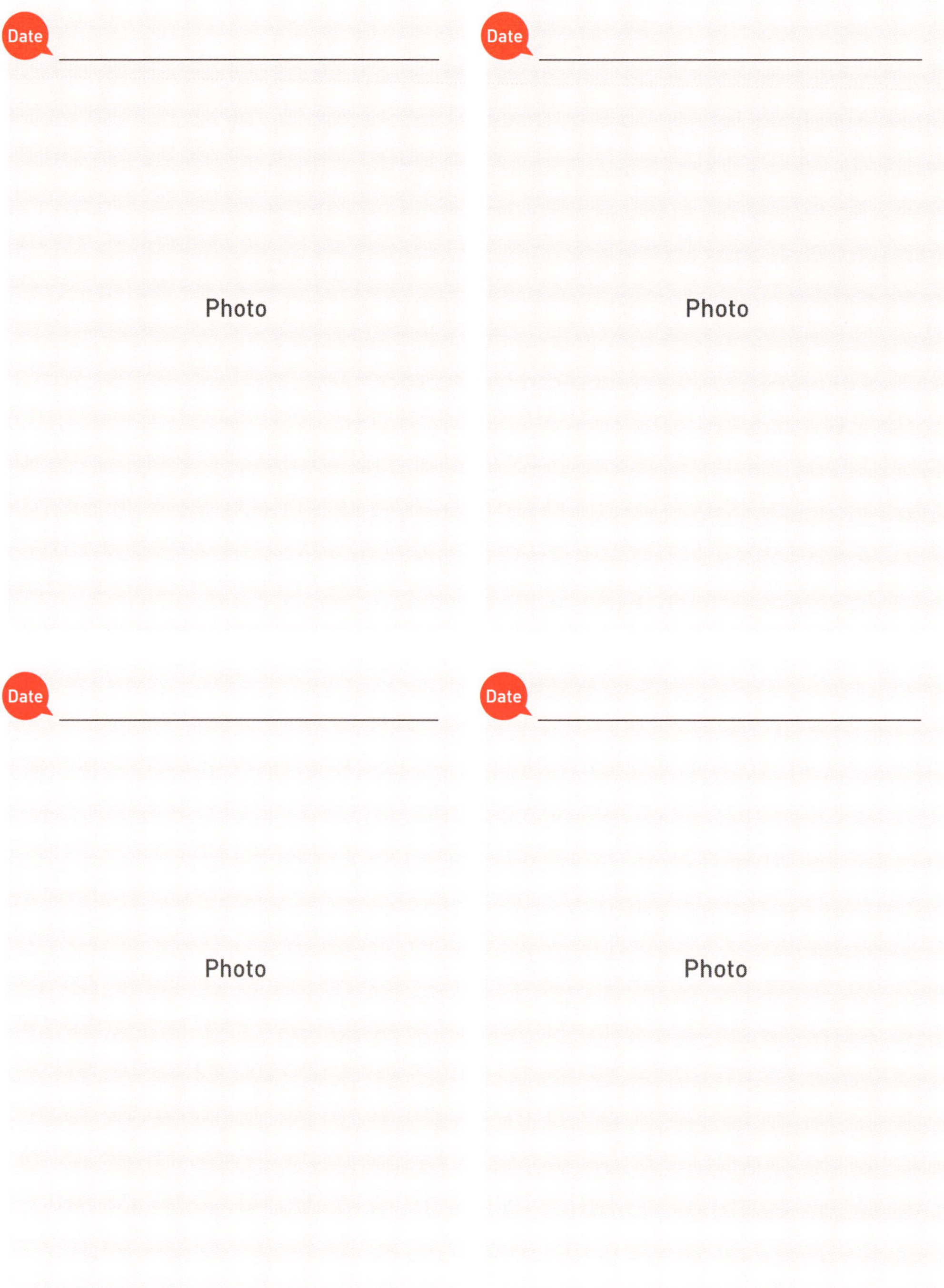

Date ________________________

Photo

Date ________________________

Photo

Date ________________________

Photo

Date ________________________

Photo

✓ 변화된 자신의 신체 사진을 정기적으로 게재하여 변화되는 몸을 확인한다.

Member Check Point

Yes   No

Q.01 강습 전 트레이너가 예약 문자를 보내거나 전화 통화를 했나요?

Q.02 예약된 강습 시간은 지켜졌나요?

Q.03 트레이너가 회원님의 운동 목표에 맞게 프로그램을 준비했나요?

Q.04 트레이너가 회원님의 체력 상태를 고려해 강습했나요?

Q.05 다음 강습 예약 일정을 정했나요?

Q.06 강습 후 사인을 하였나요?

Q.07 피트니스 운동 목표를 달성하고 있나요?

Q.08 P.T 강습 외 운동프로그램을 제공받았나요?

Q.09 남은 잔여 P.T를 확인하였나요?

Q.10 현재 담당 트레이너에게 다시 P.T를 등록할 건가요?

Q.11 운동환경을 위해 담당 트레이너의 교체를 필요로 하나요?

Q.12 정기적으로 InBody 체크를 하고 있나요?

Q.13 트레이너가 운동 효과를 높이기 위해 끊임없이 연구하나요?

Q.14 개인 레슨의 효과는 수치적으로 변화가 있나요?

Q.15 트레이너가 운동 외에 개인적인 관계를 원하나요?

✓ **P.T 레슨 시 문제점이나 애로사항은 무엇이었습니까?**

    ○ 강습 시간 약속   ○ 지도 방법   ○ 신체 변화   ○ 새로운 운동프로그램   ○ 레슨 수준

    ○ 기타 (   )

Trainer Check Point

Yes   No

Q.01 강습 전 트레이너가 예약 문자를 보내거나 전화 통화를 했나요?

Q.02 예약된 강습 시간은 지켜졌나요?

Q.03 트레이너가 회원님의 운동 목표에 맞게 프로그램을 준비했나요?

Q.04 트레이너가 회원님의 체력 상태를 고려해 강습했나요?

Q.05 다음 강습 예약 일정을 정했나요?

Q.06 강습 후 사인을 하였나요?

Q.07 피트니스 운동 목표를 달성하고 있나요?

Q.08 P.T 강습 외 운동프로그램을 제공받았나요?

Q.09 남은 잔여 P.T를 확인하였나요?

Q.10 현재 담당 트레이너에게 다시 P.T를 등록할 건가요?

Q.11 운동환경을 위해 담당 트레이너의 교체를 필요로 하나요?

Q.12 정기적으로 InBody 체크를 하고 있나요?

Q.13 트레이너가 운동 효과를 높이기 위해 끊임없이 연구하나요?

Q.14 개인 레슨의 효과는 수치적으로 변화가 있나요?

Q.15 트레이너가 운동 외에 개인적인 관계를 원하나요?

✓ **회원님 P.T 레슨 시 문제점은 무엇이었습니까?**

    ○ 강습 시간 약속   ○ 수업 적응도   ○ 신체 변화   ○ 다이어트 식단   ○ 회원님의 체력

    ○ 기타 (   )

영양식단 / Diet Log

기초대사량 계산방법(kcal)　•남성: 66.47 + (13.75 × 현재 체중) + (5 × 신장cm) − (6.76 × 나이)
　•여성: 655.1 + (9.56 × 현재 체중) + (1.85 × 신장cm) − (4.86 × 나이)

- 예를 들어 신장 **180cm**, 체중 **82kg**인 **30**세 남성의 하루 칼로리는 다음과 같다.
  66.47 + 1,127.5 (= 13.75 × 82) + 900 (= 5 × 180) − 202.8 (= 6.76 × 30) = 1,891.17

요일(일자) 음식 · kcal	월(　/　)	화(　/　)	수(　/　)	목(　/　)	금(　/　)	토(　/　)	일(　/　)
아침							
kcal							
점심							
kcal							
저녁							
kcal							
간식							
kcal							
Total							

✓ 기상 후 취침 시까지 섭취하는 모든 음식물을 P. T 시작과 함께 매일 기록한다.

요일(일자) 음식 · kcal	월(/)	화(/)	수(/)	목(/)	금(/)	토(/)	일(/)
아침							
kcal							
점심							
kcal							
저녁							
kcal							
간식							
kcal							
Total							

✓ 기상 후 취침 시까지 섭취하는 모든 음식물을 P. T 시작과 함께 매일 기록한다.

요일(일자) 음식 · kcal	월(/)	화(/)	수(/)	목(/)	금(/)	토(/)	일(/)
아침							
kcal							
점심							
kcal							
저녁							
kcal							
간식							
kcal							
Total							

요일(일자) 음식 · kcal	월(/)	화(/)	수(/)	목(/)	금(/)	토(/)	일(/)
아침							
kcal							
점심							
kcal							
저녁							
kcal							
간식							
kcal							
Total							

✔ 기상 후 취침 시까지 섭취하는 모든 음식물을 P. T 시작과 함께 매일 기록한다.

요일(일자) 음식 · kcal	월(/)	화(/)	수(/)	목(/)	금(/)	토(/)	일(/)
아침							
kcal							
점심							
kcal							
저녁							
kcal							
간식							
kcal							
Total							

✓ 기상 후 취침 시까지 섭취하는 모든 음식물을 P. T 시작과 함께 매일 기록한다.

요일(일자) 음식 · kcal	월(/)	화(/)	수(/)	목(/)	금(/)	토(/)	일(/)
아침							
kcal							
점심							
kcal							
저녁							
kcal							
간식							
kcal							
Total							

✓ 기상 후 취침 시까지 섭취하는 모든 음식물을 P. T 시작과 함께 매일 기록한다.

요일(일자) ／ 음식 · kcal	월(　/　)	화(　/　)	수(　/　)	목(　/　)	금(　/　)	토(　/　)	일(　/　)
아침							
kcal							
점심							
kcal							
저녁							
kcal							
간식							
kcal							
Total							

✓ 기상 후 취침 시까지 섭취하는 모든 음식물을 P. T 시작과 함께 매일 기록한다.

요일(일자) 음식 · kcal	월(/)	화(/)	수(/)	목(/)	금(/)	토(/)	일(/)
아침							
kcal							
점심							
kcal							
저녁							
kcal							
간식							
kcal							
Total							

✔ 기상 후 취침 시까지 섭취하는 모든 음식물을 P. T 시작과 함께 매일 기록한다.

✓ 기상 후 취침 시까지 섭취하는 모든 음식물을 P. T 시작과 함께 매일 기록한다.

요일(일자) 음식 · kcal	월(/)	화(/)	수(/)	목(/)	금(/)	토(/)	일(/)
아침							
kcal							
점심							
kcal							
저녁							
kcal							
간식							
kcal							
Total							

✓ 기상 후 취침 시까지 섭취하는 모든 음식물을 P. T 시작과 함께 매일 기록한다.

✓ 기상 후 취침 시까지 섭취하는 모든 음식물을 P. T 시작과 함께 매일 기록한다.

요일(일자) 음식 · kcal	월(/)	화(/)	수(/)	목(/)	금(/)	토(/)	일(/)
아침							
kcal							
점심							
kcal							
저녁							
kcal							
간식							
kcal							
Total							

요일(일자) 음식 · kcal	월(/)	화(/)	수(/)	목(/)	금(/)	토(/)	일(/)
아침							
kcal							
점심							
kcal							
저녁							
kcal							
간식							
kcal							
Total							

✓ 기상 후 취침 시까지 섭취하는 모든 음식물을 P. T 시작과 함께 매일 기록한다.

요일(일자) 음식 · kcal	월(/)	화(/)	수(/)	목(/)	금(/)	토(/)	일(/)
아침							
kcal							
점심							
kcal							
저녁							
kcal							
간식							
kcal							
Total							

✔ 기상 후 취침 시까지 섭취하는 모든 음식물을 P. T 시작과 함께 매일 기록한다.

요일(일자) 음식 · kcal	월(/)	화(/)	수(/)	목(/)	금(/)	토(/)	일(/)
아침							
kcal							
점심							
kcal							
저녁							
kcal							
간식							
kcal							
Total							

✓ 기상 후 취침 시까지 섭취하는 모든 음식물을 P. T 시작과 함께 매일 기록한다.

요일(일자) 음식 · kcal	월(/)	화(/)	수(/)	목(/)	금(/)	토(/)	일(/)
아침							
kcal							
점심							
kcal							
저녁							
kcal							
간식							
kcal							
Total							

✓ 기상 후 취침 시까지 섭취하는 모든 음식물을 P. T 시작과 함께 매일 기록한다.

요일(일자) 음식 · kcal	월(/)	화(/)	수(/)	목(/)	금(/)	토(/)	일(/)
아침							
kcal							
점심							
kcal							
저녁							
kcal							
간식							
kcal							
Total							

✓ 기상 후 취침 시까지 섭취하는 모든 음식물을 P. T 시작과 함께 매일 기록한다.

요일(일자) 음식 · kcal	월(/)	화(/)	수(/)	목(/)	금(/)	토(/)	일(/)
아침							
kcal							
점심							
kcal							
저녁							
kcal							
간식							
kcal							
Total							

✓ 기상 후 취침 시까지 섭취하는 모든 음식물을 P. T 시작과 함께 매일 기록한다.

Weight Training 기본요소

• 준비운동

본 운동을 하기 전에 체온을 상승시켜 트레이닝 중 일어나기 쉬운 근육의 부상을 예방하고 근신경의 협응 능력을 높여주는 데 목적이 있다. 근육 온도가 상승하면 근육의 수축과 이완이 원활하게 되어 부상과 염좌를 예방할 수 있다. 준비운동은 심박수를 증가시켜 혈액순환을 촉진시키고 근육 결합조직을 부드럽게 하며 신체에 가해지는 자극에 저항력을 높여주는 효과가 있다.

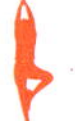

• 정리운동

격렬한 트레이닝을 한 후에 정리운동을 하지 않으면 혈액순환 속도가 갑자기 줄어들고 근육조직 내 체액을 빨리 처리할 수 없게 되어 근육이 굳어져 근육통이 생길 수 있다. 정리운동에서는 심박수와 혈액순환 속도를 서서히 감소시켜 주는 것이 효과적이며, 가벼운 걷기 5분, 맨손체조나 스트레칭으로 몸의 각 기능을 평상으로 회복시키도록 한다.

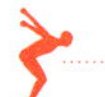

• 운동순서

워밍업이 끝나면 개인의 운동 목표에 따라 다를 수 있지만 작은 근육군 운동보다는 먼저 큰 근육 운동 위주로 한다. 작은 근육들은 큰 근육들을 도와주는 협력근 역할을 하기 때문에 작은 근육들을 먼저 지치게 할 필요가 없다. 운동기술과 프로그램을 다양하게 하여 반복되는 지루함을 극복한다.

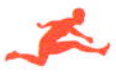

• 운동강도

가벼운 기구의 무게로는 근육을 크게 만들 수 없다. 자신의 1RM(Repetition Maximum: 완전한 동작으로 들어 올릴 수 있는 가장 무거운 부하)을 알고 운동 목표에 따라 무게를 선택한다. 근육량을 키우길 원한다면 1RM의 70~90% 정도의 수준으로 하고, 초보자일 경우에 자세나 기술 습득을 위해 1RM에 대한 비율을 60% 이하로 한다. 근력이 늘어감에 따라 중량을 높여가며 근육 운동을 하면 된다. 주기적으로 운동에 변화를 주지 않고 같은 방법, 같은 무게로 하다 보면 정체기가 올 수 있는데, 이때는 모든 매개 변수와 프로그램을 바꾸어 정체기를 극복해본다.

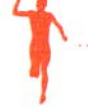

• 운동량

일정 시간 동안 행하는 운동프로그램의 총 운동량은 신체를 변화시키는 중요한 변수이다. 운동량을 측정하는 척도는 세트 수와 반복 횟수이다. 세트란 반복을 여러 번 하는 것을 말하며, 일반적으로 반복을 15~20회 이상 많이 하면 근지구력이 증가하고 6~12회 정도의 횟수로 하면 근육의 크기를 키우는 데 도움이 된다.

휴식

웨이트트레이닝은 근육에 자극을 주어 변화를 주는데, 양질의 영양과 휴식은 근육 발달에 도움이 된다. 세트 사이 휴식시간은 1~2분 정도면 되고, 지속적인 근육 성장을 원한다면 전신운동 시 운동 부위별로 24~72시 간 휴식을 취하면서 신체 각 부위를 주 2~3회 운동하면 된다.

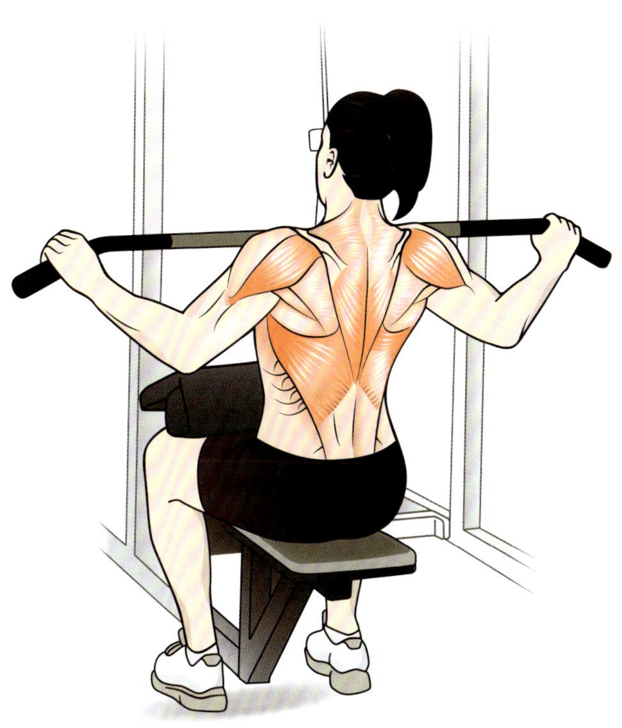

복부(Abs)감량 기본원칙

원칙 1 · 복부운동 시기는?

복부 운동을 자주 빼먹는 경향이 있다면 운동할 때 제일 먼저 이 복부 운동을 실시하도록 하거나, 아니면 다른 운동을 하지 않는 날 실시한다. 또 자신의 복부가 다른 신체 부위들보다 발달 상태가 떨어져 특별한 관심을 기울일 필요가 있다면 근육 우선 훈련 원칙으로 하도록 한다. 복부운동으로 지나치게 지쳐 있으면 다른 신체 부위들의 운동을 방해할 수 있기 때문이다.

원칙 2 · 운동빈도는 얼마나?

다른 사람에게 효과가 있는 방법이라고 해서 반드시 내게도 효과가 있으리라는 보장이 없는 부분이다. 보디빌더들은 복부 발달에 관한 한 이미 일정 수준 이상에 도달해 있는 사람들이기 때문에 1주일에 2번 정도로도 충분하다. 그러나 일반 사람들은 1주일에 3번까지도 복부 운동을 해야 한다. 다만 중요한 점은 복부 운동을 하는 방법이 다른 근육 무리들을 운동할 때와 크게 다르지 않아야 한다는 것이다. 전날 운동으로 아직까지 복근에 통증이 느껴진다면 다시 운동을 시작할 준비가 되어 있지 않다는 뜻이다. 복부 근육은 자극뿐만 아니라 회복 및 성장에 필요한 시간이 주어져야 한다는 점을 명심해야 한다. 매일 복근 운동을 하면 회복 시간이 부족해져 오버 트레이닝을 초래할 수도 있다.

원칙 3 · 반복 횟수는?

다른 부위의 근육들처럼 복근도 반복 횟수를 늘려야 힘과 근육이 붙을 수 있다. 중량을 전혀 사용하지 않고 바이셉스 컬을 100회 반복하면서 근육이 자라길 기대하는 사람은 아무도 없을 것이다. 그렇다면 복근 역시 이와 똑같은 원칙을 적용해야 한다. 반복 횟수는 매번 동작을 할 때마다 최고 위치에서 복근을 "크런치(수축)"해주는 강도에 달려 있다. 복부가 아주 많이 지쳐 있는 상태가 아니라면 적어도 20～30회 반복을 이끌어낼 수 있어야 한다. 복부 근육의 크기를 키우려는 것이 아니라 복부의 근육 선명도를 위해 운동을 하는 것이라면 반복 횟수를 늘려야 한다.

원칙 4 · 세트 수는 어느 정도?

세트(Set) 수는 자신의 운동 목표와 체력 수준에 달려 있다. 여기에서 중요한 점은 정말 강도 높은 반복으로 세트를 실시해서 다양한 부분들을 공략하는 것이다. 적어도 2세트의 리버스 크런치를 하고 보통의 크런치 운동을 2세트 더 실시한 다음에 외복사근을 공략하기 위해서 2세트를 실시하도록 한다. 숙련도가 높아질수록 세트 수를 늘리고 강도를 증가시키게 될 것이다. 고급 수준에 있는 사람들은 복근을 정말 강하게 수축시킬 수 있기 때문에 단 몇 세트만 실시하면 된다.

원칙 5 · 세트 간 휴식시간은?

복근은 전신에 부담을 줄 만큼 특별히 큰 근육이 아니기 때문에 세트 사이의 휴식시간을 너무 길게 가질 필요가 없다. 초보자들은 30～50초, 중급자 이상은 20～30초면 이전 세트에서의 회복이 가능하다. 세트 전후로, 가능하다면 세트 사이에도 복부를 스트레칭하고 등 허리를 가볍게 숙여서 회복을 촉진시키고 유연성을 증가시킨다.

 · 복부 운동 순서는?

대개 아랫부분은 윗부분보다 약하고 보다 협응력 있는 동작이 필요하며 강력한 복사근과 상복부 부분의 도
움으로 안정되어야 하기 때문에 아랫부분부터 운동을 실시한다. 이 근육을 안정시킬 수 없으면 운동의 질이
떨어진다. 하복부 운동을 마치고 나면 외복사근 운동을 먼저 하고 난 다음 상복부 운동에 들어간다. 또 복부
운동의 순서를 바꿔보도록 한다. 근육은 항상 나중에 실시하는 운동에서보다는 제일 처음 실시하는 운동에
서 강한 법이다. 운동의 생리학적 요인을 잊어서는 안 된다. 다양함이야말로 삶의 활력소이므로 여러 가지
방법으로 운동을 하면 보다 의욕이 솟게 되어 운동강도를 한층 더 높일 수 있다.

 · 올바른 복부 운동방법은?

복부의 공략 부위뿐만 아니라 운동의 수준에 따라 운동종목을 구분한다. 어떤 운동들은 다른 운동들보다 실
시하기가 쉽다. 이는 저항(대개는 체중), 팔의 위치 또는 외부 저항 때문이기도 하다. 여러 가지의 운동들을
시험삼아 해보고 복부의 각 부위에 가장 효과적이라고 생각되는 운동 4~5 가지를 선택한다. 복부 운동을
할 때마다 똑같은 방법으로 할 필요는 없다. 새로운 느낌을 주기 위해서는 자신이 좋아하는 운동들을 서로
바꿔가면서 실시하고 복부의 체지방을 줄이기 위해 운동량의 일정 부분을 유산소 운동으로 대체한다.

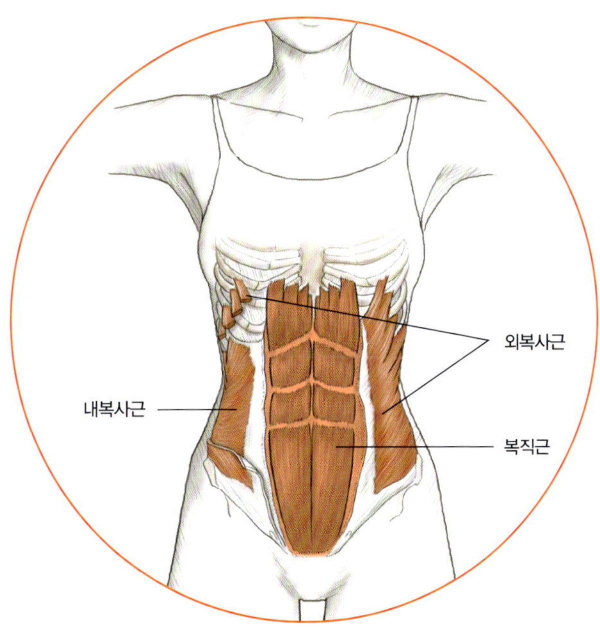

심폐기능 향상을 위한 목표심박수

최대심박수(Max HR) 공식: 220 − 나이
목표심박수(Target HR) 공식: (최대심박수 − 안정시 심박수) × 운동강도 + 안정시 심박수
- 예를 들어 나이 **40**세의 회원이 안정시 심박수 **70**일 때 운동강도 **70%**의 목표심박수는?
  [180 (= 220-40) − 70] × 70% + 70 = 147회

Zone 1 ··· 최대심박수의 50~60%로 하는 운동을 말하며, 신체 운동의 물질대사가 막 시작되는 가장 하위 영역이다. 몸에 거의 부담이 되지 않기 때문에 운동 초보자들은 이곳에서부터 시작하는 것이 좋다. 지방 소모가 되지만 전체적인 운동량이 매우 적기 때문에 지방 소모량도 미미하다.

Zone 2 ··· 최대심박수의 60~70%로 하는 운동을 말하며, Temperate라는 단어에 알맞은 편안하고 쾌적한 영역이다. 옆 사람과 이야기를 할 수 있는 강도로, Zone 1에 비하여 많은 칼로리가 소비되고 땀이 나기 시작한다. 살 빼기 위한 영역이고 세포에서 지방 연소가 시작되는 지점이기도 하다.

Zone 3 ··· 최대심박수의 70~80%로 하는 운동을 말하며, Aerobic 혹은 Sweat Zone이라고도 한다. 땀이 많이 나는 산소 소비 영역이다. 이 영역에서 운동을 하게 되면 심폐능력이 향상되어 체력이 좋아진다. 더 많은 칼로리가 소비되며 엔도르핀이 분비되기 시작하기 때문에 운동을 즐기는 이들에 있어서 행복한 영역이다.

Zone 4 ··· 최대심박수의 80~90%는 Threshold(경계)이다. 이 영역은 운동에 있어 중요한 역치라는 것을 포함하는 영역으로, 1주에 2번 정도 이 영역에서 운동하면 순발력과 전체적인 운동능력 향상에 아주 큰 도움이 된다. 하지만 너무 많이 운동하면 오버 트레이닝이 되기 쉽다. 많은 칼로리가 소비되어 탄수화물을 섭취해주어야 한다.

Zone 5 ··· 최대심박수의 90% 이상으로 하는 고강도 운동으로 전문 트레이닝 영역이다. 체온이 많이 올라가고 운동이 힘들고 고되며 고통이 느껴진다. 신체가 건강하고 컨디션이 좋을 때에는 이 운동이 신체 발달에 많은 자극을 주지만, 잘못하면 오버 트레이닝이 되기 쉽다.

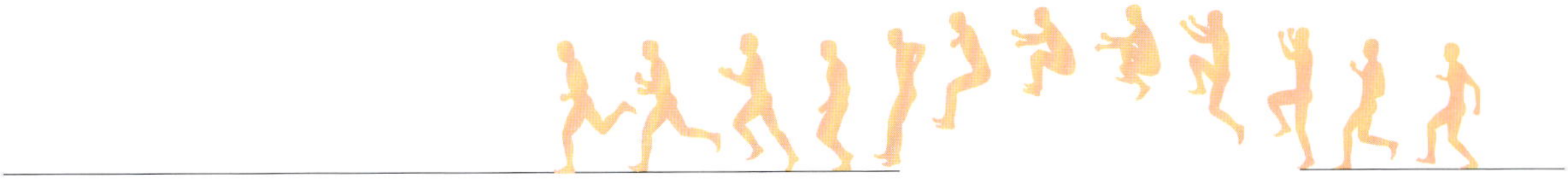

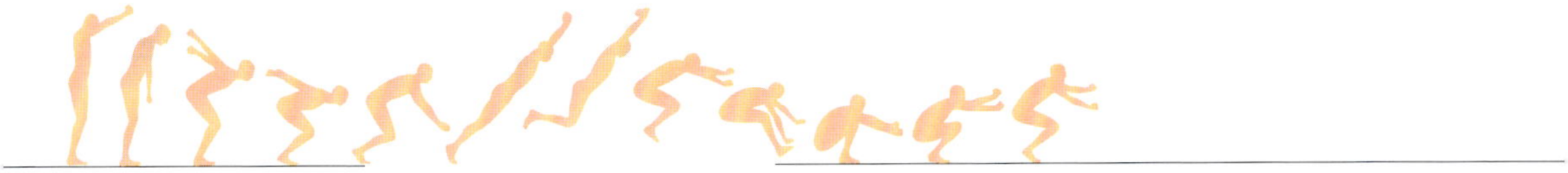

Training Log

※기록은 균형 잡힌 몸을 만드는 이정표 역할
트레이닝 일지를 활용하면 스스로 자신만의 트레이너를 고용하는 것이다. 운동기록은 운동프로그램과 신체의 변화된 상황을 정확하게 보여주는 개인기록이다. 꼼꼼하게 작성해둔 일지는 신체의 강점과 약점, 운동에 따른 향상 정도를 파악하는 데 도움을 준다.

Trainig 1 ·**목표 설정 ㅣ** 의도하는 바가 복부감량이든 체중감량이든 심폐력 강화이든 근력 향상이든 간에 이를 기록함으로써 목표를 향해 나아가는 이정표로 활용한다.

Trainig 2 ·**신체 청사진 ㅣ** 개인의 신체 수준에 맞는 적절한 운동프로그램을 만들 차례이다. 초보자의 경우에 전문가의 도움을 구할 수도 있다. 다양한 피트니스 지식들을 활용해 자신만의 신체적성 운동프로그램을 만든다.

Trainig 3 ·**일주계획 작성 ㅣ** 일주일 운동프로그램이 구성되면 적어도 강습 하루 전에 운동해야 할 내용을 기록해본다. 이는 운동 시 동기부여와 집중력을 높여주며 목표에 쉽게 도달하게 한다.

Trainig 4 ·**필수사항 기록 ㅣ** 운동 시 세트 수, 반복 수, 사용한 중량을 기록한다. 이런 측정 가능한 수치는 매일의 운동을 비교해 몸의 향상 정도를 점검하고 문제점을 찾아내는 하나의 방법이 된다. 꼼꼼하게 기록해 자신에게 잘 맞는 운동방법, 하루 섭취량, 분할 프로그램을 결정한다.

Trainig 5 ·**모든 사항 기록 ㅣ** 계획적으로 운동을 실시한 날, 웜업과 유산소 운동, 식사 등을 기록해야 한다. 운동 중 그날에 있었던 모든 일을 기록한다고 보면 된다. 모든 개인적인 사항까지도 기록한다. 운동외적 요소도 긍정적이든 부정적이든 영향을 끼칠 수 있다. 이런 문제들을 기록해놓으면 재발을 방지할 수 있다.

Trainig 6 ·**단기성과 ㅣ** 일주일 단위로 단기목표에 대한 진전 정도를 기록한다. 기대에 못 미치는 경우에 일지를 검토해보면서 어디서부터 잘못되었는지 점검한다. 유산소 운동이 부족했는지, 어깨 운동이 부족했는지, 스트레칭을 빠뜨렸는지 등등. 무엇이든 시행착오를 점검하고 기록한다.

Trainig 7 ·**장기성과 ㅣ** 새로운 운동프로그램을 시작하려 한다면 지금이 바로 운동일지를 시작해야 할 적기이다. 목표를 달성한 경우에 자긍심을 가지고 자신에게 상을 준다. 먹고 싶었던 음식으로 자신을 보상하는 일은 피한다. 대신 새 옷을 사거나 연극을 보거나 밤 늦게까지 놀기도 한다. 피트니스는 평생 꾸준히 해야 하는 운동임을 명심한다. 자신의 신체 변화를 위해 헌신적으로 꾸준히 노력한다. 어느새 육체와 정신 모두가 바라던 대로의 모습을 갖춰가고 있을 것이다. 모든 일상에서 의욕적인 인생이 될 것이다.

Date: .   .   .

오늘 목표	운동시간	달성률	%

Aerobics / Functional / Core / Balance

Exercise	Intensity	Time	Rep.

Weight Training

Body Part	Exercise	Weight	Rep.	Set

Food & Condition

Food				Condition		
조식	중식	석식	간식	심박수	체중	비고

Note

Date: .   .   .

오늘 목표	운동시간	달성률	%

Aerobics / Functional / Core / Balance

Exercise	Intensity	Time	Rep.

Weight Training

Body Part	Exercise	Weight	Rep.	Set

Food & Condition

Food				Condition		
조식	중식	석식	간식	심박수	체중	비고

Note

Date: .   .   .

오늘 목표	운동시간	달성률	%

Aerobics / Functional / Core / Balance

Exercise	Intensity	Time	Rep.

Weight Training

Body Part	Exercise	Weight	Rep.	Set

Food & Condition

Food				Condition		
조식	중식	석식	간식	심박수	체중	비고

Note

Date: .   .   .

오늘 목표	운동시간	달성률	%

Aerobics / Functional / Core / Balance

Exercise	Intensity	Time	Rep.

Weight Training

Body Part	Exercise	Weight	Rep.	Set

Food & Condition

Food				Condition		
조식	중식	석식	간식	심박수	체중	비고

Note

오늘 목표	운동시간	달성률	%

Aerobics / Functional / Core / Balance

Exercise	Intensity	Time	Rep.

Weight Training

Body Part	Exercise	Weight	Rep.	Set

Food & Condition

Food				Condition		
조식	중식	석식	간식	심박수	체중	비고

Note

Date: .   .   .

오늘 목표	운동시간	달성률	%

Aerobics / Functional / Core / Balance

Exercise	Intensity	Time	Rep.

Weight Training

Body Part	Exercise	Weight	Rep.	Set

Food & Condition

Food				Condition		
조식	중식	석식	간식	심박수	체중	비고

Note

Date: . . .

| 오늘 목표 | 운동시간 | 달성률 | % |

Aerobics / Functional / Core / Balance

Exercise	Intensity	Time	Rep.

Weight Training

Body Part	Exercise	Weight	Rep.	Set

Food & Condition

Food				Condition		
조식	중식	석식	간식	심박수	체중	비고

Note

Date: . . .

오늘 목표	운동시간	달성률	%

Aerobics / Functional / Core / Balance

Exercise	Intensity	Time	Rep.

Weight Training

Body Part	Exercise	Weight	Rep.	Set

Food & Condition

Food				Condition		
조식	중식	석식	간식	심박수	체중	비고

Note

오늘 목표	운동시간	달성률	%

Aerobics / Functional / Core / Balance

Exercise	Intensity	Time	Rep.

Weight Training

Body Part	Exercise	Weight	Rep.	Set

Food & Condition

Food				Condition		
조식	중식	석식	간식	심박수	체중	비고

Note

Date: .   .   .

오늘 목표	운동시간	달성률	%

Aerobics / Functional / Core / Balance

Exercise	Intensity	Time	Rep.

Weight Training

Body Part	Exercise	Weight	Rep.	Set

Food & Condition

Food				Condition		
조식	중식	석식	간식	심박수	체중	비고

Note

Date: . . .

| 오늘 목표 | 운동시간 | 달성률 | % |

Aerobics / Functional / Core / Balance

Exercise	Intensity	Time	Rep.

Weight Training

Body Part	Exercise	Weight	Rep.	Set

Food & Condition

Food				Condition		
조식	중식	석식	간식	심박수	체중	비고

Note

Date: .   .   .

오늘 목표	운동시간	달성률	%

Aerobics / Functional / Core / Balance

Exercise	Intensity	Time	Rep.

Weight Training

Body Part	Exercise	Weight	Rep.	Set

Food & Condition

Food				Condition		
조식	중식	석식	간식	심박수	체중	비고

Note

오늘 목표	운동시간	달성률	%

Aerobics / Functional / Core / Balance

Exercise	Intensity	Time	Rep.

Weight Training

Body Part	Exercise	Weight	Rep.	Set

Food & Condition

Food				Condition		
조식	중식	석식	간식	심박수	체중	비고

Note

오늘 목표　　　　　　　운동시간　　　　　　　달성률　　　　　　　%

Aerobics / Functional / Core / Balance

Exercise	Intensity	Time	Rep.

Weight Training

Body Part	Exercise	Weight	Rep.	Set

Food & Condition

Food				Condition		
조식	중식	석식	간식	심박수	체중	비고

Note

오늘 목표   운동시간   달성률   %

Aerobics / Functional / Core / Balance

Exercise	Intensity	Time	Rep.

Weight Training

Body Part	Exercise	Weight	Rep.	Set

Food & Condition

Food				Condition		
조식	중식	석식	간식	심박수	체중	비고

Note

Date: .   .   .

오늘 목표	운동시간	달성률	%

Aerobics / Functional / Core / Balance

Exercise	Intensity	Time	Rep.

Weight Training

Body Part	Exercise	Weight	Rep.	Set

Food & Condition

Food				Condition		
조식	중식	석식	간식	심박수	체중	비고

Note

Date: .   .   .

오늘 목표	운동시간	달성률	%

Aerobics / Functional / Core / Balance

Exercise	Intensity	Time	Rep.

Weight Training

Body Part	Exercise	Weight	Rep.	Set

Food & Condition

Food				Condition		
조식	중식	석식	간식	심박수	체중	비고

Note

오늘 목표	운동시간	달성률	%

Aerobics / Functional / Core / Balance

Exercise	Intensity	Time	Rep.

Weight Training

Body Part	Exercise	Weight	Rep.	Set

Food & Condition

Food				Condition		
조식	중식	석식	간식	심박수	체중	비고

Note

오늘 목표	운동시간	달성률	%

Aerobics / Functional / Core / Balance

Exercise	Intensity	Time	Rep.

Weight Training

Body Part	Exercise	Weight	Rep.	Set

Food & Condition

Food				Condition		
조식	중식	석식	간식	심박수	체중	비고

Note

오늘 목표	운동시간	달성률	%

Aerobics / Functional / Core / Balance

Exercise	Intensity	Time	Rep.

Weight Training

Body Part	Exercise	Weight	Rep.	Set

Food & Condition

Food				Condition		
조식	중식	석식	간식	심박수	체중	비고

Note

Date: .   .   .

오늘 목표	운동시간	달성률	%

Aerobics / Functional / Core / Balance

Exercise	Intensity	Time	Rep.

Weight Training

Body Part	Exercise	Weight	Rep.	Set

Food & Condition

Food				Condition		
조식	중식	석식	간식	심박수	체중	비고

Note

Date: 　.　　.　　.

| 오늘 목표 | 운동시간 | 달성률 | % |

Aerobics / Functional / Core / Balance

Exercise	Intensity	Time	Rep.

Weight Training

Body Part	Exercise	Weight	Rep.	Set

Food & Condition

Food				Condition		
조식	중식	석식	간식	심박수	체중	비고

Note

| 오늘 목표 | 운동시간 | 달성률 | % |

Aerobics / Functional / Core / Balance

Exercise	Intensity	Time	Rep.

Weight Training

Body Part	Exercise	Weight	Rep.	Set

Food & Condition

Food				Condition		
조식	중식	석식	간식	심박수	체중	비고

Note

오늘 목표	운동시간	달성률	%

Aerobics / Functional / Core / Balance

Exercise	Intensity	Time	Rep.

Weight Training

Body Part	Exercise	Weight	Rep.	Set

Food & Condition

Food				Condition		
조식	중식	석식	간식	심박수	체중	비고

Note

오늘 목표	운동시간	달성률	%

Aerobics / Functional / Core / Balance

Exercise	Intensity	Time	Rep.

Weight Training

Body Part	Exercise	Weight	Rep.	Set

Food & Condition

Food				Condition		
조식	중식	석식	간식	심박수	체중	비고

Note

Date:　　　.　　.　　.

| 오늘 목표 | 운동시간 | 달성률 | % |

Aerobics / Functional / Core / Balance

Exercise	Intensity	Time	Rep.

Weight Training

Body Part	Exercise	Weight	Rep.	Set

Food & Condition

Food				Condition		
조식	중식	석식	간식	심박수	체중	비고

Note

Date: .   .   .

오늘 목표   운동시간   달성률   %

Aerobics / Functional / Core / Balance

Exercise	Intensity	Time	Rep.

Weight Training

Body Part	Exercise	Weight	Rep.	Set

Food & Condition

Food				Condition		
조식	중식	석식	간식	심박수	체중	비고

Note

Date: .   .   .

오늘 목표	운동시간	달성률	%

Aerobics / Functional / Core / Balance

Exercise	Intensity	Time	Rep.

Weight Training

Body Part	Exercise	Weight	Rep.	Set

Food & Condition

Food				Condition		
조식	중식	석식	간식	심박수	체중	비고

Note

Date: .   .   .

오늘 목표	운동시간	달성률	%

Aerobics / Functional / Core / Balance

Exercise	Intensity	Time	Rep.

Weight Training

Body Part	Exercise	Weight	Rep.	Set

Food & Condition

Food				Condition		
조식	중식	석식	간식	심박수	체중	비고

Note

Date: . . .

오늘 목표   운동시간   달성률   %

Aerobics / Functional / Core / Balance

Exercise	Intensity	Time	Rep.

Weight Training

Body Part	Exercise	Weight	Rep.	Set

Food & Condition

Food				Condition		
조식	중식	석식	간식	심박수	체중	비고

Note

Date: .   .   .

오늘 목표	운동시간	달성률	%

Aerobics / Functional / Core / Balance

Exercise	Intensity	Time	Rep.

Weight Training

Body Part	Exercise	Weight	Rep.	Set

Food & Condition

Food				Condition		
조식	중식	석식	간식	심박수	체중	비고

Note

Date: .   .   .

오늘 목표	운동시간	달성률	%

Aerobics / Functional / Core / Balance

Exercise	Intensity	Time	Rep.

Weight Training

Body Part	Exercise	Weight	Rep.	Set

Food & Condition

Food				Condition		
조식	중식	석식	간식	심박수	체중	비고

Note

Date: .   .   .

| 오늘 목표 | 운동시간 | 달성률 | % |

Aerobics / Functional / Core / Balance

Exercise	Intensity	Time	Rep.

Weight Training

Body Part	Exercise	Weight	Rep.	Set

Food & Condition

Food				Condition		
조식	중식	석식	간식	심박수	체중	비고

Note

오늘 목표　　　　　　　　運動時間　　　　　　　　달성률　　　　　%

Aerobics / Functional / Core / Balance

Exercise	Intensity	Time	Rep.

Weight Training

Body Part	Exercise	Weight	Rep.	Set

Food & Condition

Food				Condition		
조식	중식	석식	간식	심박수	체중	비고

Note

Date: .   .   .

오늘 목표	운동시간	달성률	%

Aerobics / Functional / Core / Balance

Exercise	Intensity	Time	Rep.

Weight Training

Body Part	Exercise	Weight	Rep.	Set

Food & Condition

Food				Condition		
조식	중식	석식	간식	심박수	체중	비고

Note

Date: .   .   .

오늘 목표	운동시간	달성률	%

Aerobics / Functional / Core / Balance

Exercise	Intensity	Time	Rep.

Weight Training

Body Part	Exercise	Weight	Rep.	Set

Food & Condition

Food				Condition		
조식	중식	석식	간식	심박수	체중	비고

Note

Date: .　　　.　　　.

오늘 목표	운동시간	달성률	%

Aerobics / Functional / Core / Balance

Exercise	Intensity	Time	Rep.

Weight Training

Body Part	Exercise	Weight	Rep.	Set

Food & Condition

Food				Condition		
조식	중식	석식	간식	심박수	체중	비고

Note

오늘 목표	운동시간	달성률	%

Aerobics / Functional / Core / Balance

Exercise	Intensity	Time	Rep.

Weight Training

Body Part	Exercise	Weight	Rep.	Set

Food & Condition

Food				Condition		
조식	중식	석식	간식	심박수	체중	비고

Note

Date: .   .   .

오늘 목표	운동시간	달성률	%

Aerobics / Functional / Core / Balance

Exercise	Intensity	Time	Rep.

Weight Training

Body Part	Exercise	Weight	Rep.	Set

Food & Condition

Food				Condition		
조식	중식	석식	간식	심박수	체중	비고

Note

Date: .   .   .

오늘 목표	운동시간	달성률	%

Aerobics / Functional / Core / Balance

Exercise	Intensity	Time	Rep.

Weight Training

Body Part	Exercise	Weight	Rep.	Set

Food & Condition

Food				Condition		
조식	중식	석식	간식	심박수	체중	비고

Note

Date: .   .   .

오늘 목표	운동시간	달성률	%

Aerobics / Functional / Core / Balance

Exercise	Intensity	Time	Rep.

Weight Training

Body Part	Exercise	Weight	Rep.	Set

Food & Condition

Food				Condition		
조식	중식	석식	간식	심박수	체중	비고

Note

오늘 목표　　　　　운동시간　　　　　달성률　　　　　%

Aerobics / Functional / Core / Balance

Exercise	Intensity	Time	Rep.

Weight Training

Body Part	Exercise	Weight	Rep.	Set

Food & Condition

Food				Condition		
조식	중식	석식	간식	심박수	체중	비고

Note

Date: .   .   .

오늘 목표	운동시간	달성률	%

Aerobics / Functional / Core / Balance

Exercise	Intensity	Time	Rep.

Weight Training

Body Part	Exercise	Weight	Rep.	Set

Food & Condition

Food				Condition		
조식	중식	석식	간식	심박수	체중	비고

Note

Date: .   .   .

오늘 목표   운동시간   달성률   %

Aerobics / Functional / Core / Balance

Exercise	Intensity	Time	Rep.

Weight Training

Body Part	Exercise	Weight	Rep.	Set

Food & Condition

Food				Condition		
조식	중식	석식	간식	심박수	체중	비고

Note

오늘 목표　　　　　　운동시간　　　　　　달성률　　　　　%

Aerobics / Functional / Core / Balance

Exercise	Intensity	Time	Rep.

Weight Training

Body Part	Exercise	Weight	Rep.	Set

Food & Condition

Food				Condition		
조식	중식	석식	간식	심박수	체중	비고

Note

| 오늘 목표 | 운동시간 | 달성률 | % |

Aerobics / Functional / Core / Balance

Exercise	Intensity	Time	Rep.

Weight Training

Body Part	Exercise	Weight	Rep.	Set

Food & Condition

Food				Condition		
조식	중식	석식	간식	심박수	체중	비고

Note

| 오늘 목표 | 운동시간 | 달성률 | % |

Aerobics / Functional / Core / Balance

Exercise	Intensity	Time	Rep.

Weight Training

Body Part	Exercise	Weight	Rep.	Set

Food & Condition

Food				Condition		
조식	중식	석식	간식	심박수	체중	비고

Note

오늘 목표	운동시간	달성률	%

Aerobics / Functional / Core / Balance

Exercise	Intensity	Time	Rep.

Weight Training

Body Part	Exercise	Weight	Rep.	Set

Food & Condition

Food				Condition		
조식	중식	석식	간식	심박수	체중	비고

Note

Date: .   .   .

오늘 목표	운동시간	달성률	%

Aerobics / Functional / Core / Balance

Exercise	Intensity	Time	Rep.

Weight Training

Body Part	Exercise	Weight	Rep.	Set

Food & Condition

Food				Condition		
조식	중식	석식	간식	심박수	체중	비고

Note

| 오늘 목표 | 운동시간 | 달성률 | % |

Aerobics / Functional / Core / Balance

Exercise	Intensity	Time	Rep.

Weight Training

Body Part	Exercise	Weight	Rep.	Set

Food & Condition

Food				Condition		
조식	중식	석식	간식	심박수	체중	비고

Note

Date: .   .   .

| 오늘 목표 | 운동시간 | 달성률 | % |

Aerobics / Functional / Core / Balance

Exercise	Intensity	Time	Rep.

Weight Training

Body Part	Exercise	Weight	Rep.	Set

Food & Condition

Food				Condition		
조식	중식	석식	간식	심박수	체중	비고

Note

Date: .   .   .

오늘 목표	운동시간	달성률	%

Aerobics / Functional / Core / Balance

Exercise	Intensity	Time	Rep.

Weight Training

Body Part	Exercise	Weight	Rep.	Set

Food & Condition

Food				Condition		
조식	중식	석식	간식	심박수	체중	비고

Note

Date:　　.　　.　　.

오늘 목표	운동시간	달성률	%

Aerobics / Functional / Core / Balance

Exercise	Intensity	Time	Rep.

Weight Training

Body Part	Exercise	Weight	Rep.	Set

Food & Condition

Food				Condition		
조식	중식	석식	간식	심박수	체중	비고

Note

오늘 목표	운동시간	달성률	%

Aerobics / Functional / Core / Balance

Exercise	Intensity	Time	Rep.

Weight Training

Body Part	Exercise	Weight	Rep.	Set

Food & Condition

Food				Condition		
조식	중식	석식	간식	심박수	체중	비고

Note

| 오늘 목표 | 운동시간 | 달성률 | % |

Aerobics / Functional / Core / Balance

Exercise	Intensity	Time	Rep.

Weight Training

Body Part	Exercise	Weight	Rep.	Set

Food & Condition

Food				Condition		
조식	중식	석식	간식	심박수	체중	비고

Note

오늘 목표	운동시간	달성률	%

Aerobics / Functional / Core / Balance

Exercise	Intensity	Time	Rep.

Weight Training

Body Part	Exercise	Weight	Rep.	Set

Food & Condition

Food				Condition		
조식	중식	석식	간식	심박수	체중	비고

Note

오늘 목표	운동시간	달성률	%

Aerobics / Functional / Core / Balance

Exercise	Intensity	Time	Rep.

Weight Training

Body Part	Exercise	Weight	Rep.	Set

Food & Condition

Food				Condition		
조식	중식	석식	간식	심박수	체중	비고

Note

Date: .   .   .

| 오늘 목표 | 운동시간 | 달성률 | % |

Aerobics / Functional / Core / Balance

Exercise	Intensity	Time	Rep.

Weight Training

Body Part	Exercise	Weight	Rep.	Set

Food & Condition

Food				Condition		
조식	중식	석식	간식	심박수	체중	비고

Note

Date: .   .   .

오늘 목표	운동시간	달성률	%

Aerobics / Functional / Core / Balance

Exercise	Intensity	Time	Rep.

Weight Training

Body Part	Exercise	Weight	Rep.	Set

Food & Condition

Food				Condition		
조식	중식	석식	간식	심박수	체중	비고

Note

Date: .   .   .

오늘 목표	운동시간	달성률	%

Aerobics / Functional / Core / Balance

Exercise	Intensity	Time	Rep.

Weight Training

Body Part	Exercise	Weight	Rep.	Set

Food & Condition

Food				Condition		
조식	중식	석식	간식	심박수	체중	비고

Note

오늘 목표   운동시간   달성률   %

Aerobics / Functional / Core / Balance

Exercise	Intensity	Time	Rep.

Weight Training

Body Part	Exercise	Weight	Rep.	Set

Food & Condition

Food				Condition		
조식	중식	석식	간식	심박수	체중	비고

Note

Date: .   .   .

| 오늘 목표 | 운동시간 | 달성률 | % |

Aerobics / Functional / Core / Balance

Exercise	Intensity	Time	Rep.

Weight Training

Body Part	Exercise	Weight	Rep.	Set

Food & Condition

Food				Condition		
조식	중식	석식	간식	심박수	체중	비고

Note

오늘 목표   운동시간   달성률   %

Aerobics / Functional / Core / Balance

Exercise	Intensity	Time	Rep.

Weight Training

Body Part	Exercise	Weight	Rep.	Set

Food & Condition

Food				Condition		
조식	중식	석식	간식	심박수	체중	비고

Note

Date: . . .

오늘 목표	운동시간	달성률	%

Aerobics / Functional / Core / Balance

Exercise	Intensity	Time	Rep.

Weight Training

Body Part	Exercise	Weight	Rep.	Set

Food & Condition

Food				Condition		
조식	중식	석식	간식	심박수	체중	비고

Note

Date:　　　.　　　.　　　.

오늘 목표	운동시간	달성률	%

Aerobics / Functional / Core / Balance

Exercise	Intensity	Time	Rep.

Weight Training

Body Part	Exercise	Weight	Rep.	Set

Food & Condition

Food				Condition		
조식	중식	석식	간식	심박수	체중	비고

Note

Date: . . .

오늘 목표	운동시간	달성률	%

Aerobics / Functional / Core / Balance

Exercise	Intensity	Time	Rep.

Weight Training

Body Part	Exercise	Weight	Rep.	Set

Food & Condition

Food				Condition		
조식	중식	석식	간식	심박수	체중	비고

Note

Date: . . .

| 오늘 목표 | 운동시간 | 달성률 | % |

Aerobics / Functional / Core / Balance

Exercise	Intensity	Time	Rep.

Weight Training

Body Part	Exercise	Weight	Rep.	Set

Food & Condition

Food				Condition		
조식	중식	석식	간식	심박수	체중	비고

Note

Date: . . .

| 오늘 목표 | 운동시간 | 달성률 | % |

Aerobics / Functional / Core / Balance

Exercise	Intensity	Time	Rep.

Weight Training

Body Part	Exercise	Weight	Rep.	Set

Food & Condition

Food				Condition		
조식	중식	석식	간식	심박수	체중	비고

Note

Date: .   .   .

| 오늘 목표 | 운동시간 | 달성률 | % |

Aerobics / Functional / Core / Balance

Exercise	Intensity	Time	Rep.

Weight Training

Body Part	Exercise	Weight	Rep.	Set

Food & Condition

Food				Condition		
조식	중식	석식	간식	심박수	체중	비고

Note

오늘 목표	운동시간	달성률	%

Aerobics / Functional / Core / Balance

Exercise	Intensity	Time	Rep.

Weight Training

Body Part	Exercise	Weight	Rep.	Set

Food & Condition

Food				Condition		
조식	중식	석식	간식	심박수	체중	비고

Note

오늘 목표	운동시간	달성률	%

Aerobics / Functional / Core / Balance

Exercise	Intensity	Time	Rep.

Weight Training

Body Part	Exercise	Weight	Rep.	Set

Food & Condition

Food				Condition		
조식	중식	석식	간식	심박수	체중	비고

Note

Date: .   .   .

오늘 목표	운동시간	달성률	%

Aerobics / Functional / Core / Balance

Exercise	Intensity	Time	Rep.

Weight Training

Body Part	Exercise	Weight	Rep.	Set

Food & Condition

Food				Condition		
조식	중식	석식	간식	심박수	체중	비고

Note

오늘 목표	운동시간	달성률	%

Aerobics / Functional / Core / Balance

Exercise	Intensity	Time	Rep.

Weight Training

Body Part	Exercise	Weight	Rep.	Set

Food & Condition

Food				Condition		
조식	중식	석식	간식	심박수	체중	비고

Note

오늘 목표	운동시간	달성률	%

Aerobics / Functional / Core / Balance

Exercise	Intensity	Time	Rep.

Weight Training

Body Part	Exercise	Weight	Rep.	Set

Food & Condition

Food				Condition		
조식	중식	석식	간식	심박수	체중	비고

Note

오늘 목표	운동시간	달성률	%

Aerobics / Functional / Core / Balance

Exercise	Intensity	Time	Rep.

Weight Training

Body Part	Exercise	Weight	Rep.	Set

Food & Condition

Food				Condition		
조식	중식	석식	간식	심박수	체중	비고

Note

Date:　　　.　　　.　　　.

오늘 목표	운동시간	달성률	%

Aerobics / Functional / Core / Balance

Exercise	Intensity	Time	Rep.

Weight Training

Body Part	Exercise	Weight	Rep.	Set

Food & Condition

Food				Condition		
조식	중식	석식	간식	심박수	체중	비고

Note

오늘 목표	운동시간	달성률	%

Aerobics / Functional / Core / Balance

Exercise	Intensity	Time	Rep.

Weight Training

Body Part	Exercise	Weight	Rep.	Set

Food & Condition

Food				Condition		
조식	중식	석식	간식	심박수	체중	비고

Note

Date: .   .   .

오늘 목표	운동시간	달성률	%

Aerobics / Functional / Core / Balance

Exercise	Intensity	Time	Rep.

Weight Training

Body Part	Exercise	Weight	Rep.	Set

Food & Condition

Food				Condition		
조식	중식	석식	간식	심박수	체중	비고

Note

오늘 목표	운동시간	달성률	%

Aerobics / Functional / Core / Balance

Exercise	Intensity	Time	Rep.

Weight Training

Body Part	Exercise	Weight	Rep.	Set

Food & Condition

Food				Condition		
조식	중식	석식	간식	심박수	체중	비고

Note

오늘 목표	운동시간	달성률	%

Aerobics / Functional / Core / Balance

Exercise	Intensity	Time	Rep.

Weight Training

Body Part	Exercise	Weight	Rep.	Set

Food & Condition

Food				Condition		
조식	중식	석식	간식	심박수	체중	비고

Note

| 오늘 목표 | 운동시간 | 달성률 | % |

Aerobics / Functional / Core / Balance

Exercise	Intensity	Time	Rep.

Weight Training

Body Part	Exercise	Weight	Rep.	Set

Food & Condition

Food				Condition		
조식	중식	석식	간식	심박수	체중	비고

Note

Date: .   .   .

오늘 목표	운동시간	달성률	%

Aerobics / Functional / Core / Balance

Exercise	Intensity	Time	Rep.

Weight Training

Body Part	Exercise	Weight	Rep.	Set

Food & Condition

Food				Condition		
조식	중식	석식	간식	심박수	체중	비고

Note

오늘 목표	운동시간	달성률	%

Aerobics / Functional / Core / Balance

Exercise	Intensity	Time	Rep.

Weight Training

Body Part	Exercise	Weight	Rep.	Set

Food & Condition

Food				Condition		
조식	중식	석식	간식	심박수	체중	비고

Note

Date: . . .

| 오늘 목표 | 운동시간 | 달성률 | % |

Aerobics / Functional / Core / Balance

Exercise	Intensity	Time	Rep.

Weight Training

Body Part	Exercise	Weight	Rep.	Set

Food & Condition

Food				Condition		
조식	중식	석식	간식	심박수	체중	비고

Note

오늘 목표	운동시간	달성률	%

Aerobics / Functional / Core / Balance

Exercise	Intensity	Time	Rep.

Weight Training

Body Part	Exercise	Weight	Rep.	Set

Food & Condition

Food				Condition		
조식	중식	석식	간식	심박수	체중	비고

Note

Date: . . .

| 오늘 목표 | 운동시간 | 달성률 | % |

Aerobics / Functional / Core / Balance

Exercise	Intensity	Time	Rep.

Weight Training

Body Part	Exercise	Weight	Rep.	Set

Food & Condition

Food				Condition		
조식	중식	석식	간식	심박수	체중	비고

Note

오늘 목표	운동시간	달성률	%

Aerobics / Functional / Core / Balance

Exercise	Intensity	Time	Rep.

Weight Training

Body Part	Exercise	Weight	Rep.	Set

Food & Condition

Food				Condition		
조식	중식	석식	간식	심박수	체중	비고

Note

오늘 목표	운동시간	달성률	%

Aerobics / Functional / Core / Balance

Exercise	Intensity	Time	Rep.

Weight Training

Body Part	Exercise	Weight	Rep.	Set

Food & Condition

Food				Condition		
조식	중식	석식	간식	심박수	체중	비고

Note

| 오늘 목표 | 운동시간 | 달성률 | % |

Aerobics / Functional / Core / Balance

Exercise	Intensity	Time	Rep.

Weight Training

Body Part	Exercise	Weight	Rep.	Set

Food & Condition

Food				Condition		
조식	중식	석식	간식	심박수	체중	비고

Note

Date: . . .

| 오늘 목표 | 운동시간 | 달성률 | % |

Aerobics / Functional / Core / Balance

Exercise	Intensity	Time	Rep.

Weight Training

Body Part	Exercise	Weight	Rep.	Set

Food & Condition

Food				Condition		
조식	중식	석식	간식	심박수	체중	비고

Note

오늘 목표	운동시간	달성률	%

Aerobics / Functional / Core / Balance

Exercise	Intensity	Time	Rep.

Weight Training

Body Part	Exercise	Weight	Rep.	Set

Food & Condition

Food				Condition		
조식	중식	석식	간식	심박수	체중	비고

Note

Date:　.　.　.

| 오늘 목표 | 운동시간 | 달성률 | % |

Aerobics / Functional / Core / Balance

Exercise	Intensity	Time	Rep.

Weight Training

Body Part	Exercise	Weight	Rep.	Set

Food & Condition

Food				Condition		
조식	중식	석식	간식	심박수	체중	비고

Note

오늘 목표	운동시간	달성률	%

Aerobics / Functional / Core / Balance

Exercise	Intensity	Time	Rep.

Weight Training

Body Part	Exercise	Weight	Rep.	Set

Food & Condition

Food				Condition		
조식	중식	석식	간식	심박수	체중	비고

Note

오늘 목표	운동시간	달성률	%

Aerobics / Functional / Core / Balance

Exercise	Intensity	Time	Rep.

Weight Training

Body Part	Exercise	Weight	Rep.	Set

Food & Condition

Food				Condition		
조식	중식	석식	간식	심박수	체중	비고

Note

오늘 목표	운동시간	달성률	%

Aerobics / Functional / Core / Balance

Exercise	Intensity	Time	Rep.

Weight Training

Body Part	Exercise	Weight	Rep.	Set

Food & Condition

Food				Condition		
조식	중식	석식	간식	심박수	체중	비고

Note

오늘 목표	운동시간	달성률	%

Aerobics / Functional / Core / Balance

Exercise	Intensity	Time	Rep.

Weight Training

Body Part	Exercise	Weight	Rep.	Set

Food & Condition

Food				Condition		
조식	중식	석식	간식	심박수	체중	비고

Note

Date: .   .   .

오늘 목표	운동시간	달성률	%

Aerobics / Functional / Core / Balance

Exercise	Intensity	Time	Rep.

Weight Training

Body Part	Exercise	Weight	Rep.	Set

Food & Condition

Food				Condition		
조식	중식	석식	간식	심박수	체중	비고

Note

Date:　　　.　　　.　　　.

오늘 목표	운동시간	달성률	%

Aerobics / Functional / Core / Balance

Exercise	Intensity	Time	Rep.

Weight Training

Body Part	Exercise	Weight	Rep.	Set

Food & Condition

Food				Condition		
조식	중식	석식	간식	심박수	체중	비고

Note

Date:　　　.　　　.　　　.

오늘 목표	운동시간	달성률	%

Aerobics / Functional / Core / Balance

Exercise	Intensity	Time	Rep.

Weight Training

Body Part	Exercise	Weight	Rep.	Set

Food & Condition

Food				Condition		
조식	중식	석식	간식	심박수	체중	비고

Note

Date: .   .   .

| 오늘 목표 | 운동시간 | 달성률 | % |

Aerobics / Functional / Core / Balance

Exercise	Intensity	Time	Rep.

Weight Training

Body Part	Exercise	Weight	Rep.	Set

Food & Condition

Food				Condition		
조식	중식	석식	간식	심박수	체중	비고

Note

오늘 목표	운동시간	달성률	%

Aerobics / Functional / Core / Balance

Exercise	Intensity	Time	Rep.

Weight Training

Body Part	Exercise	Weight	Rep.	Set

Food & Condition

Food				Condition		
조식	중식	석식	간식	심박수	체중	비고

Note

인체 근육도

목(NECK)
흉쇄유돌근(Sternocleidomastoid)
상승모근(Upper trapezius)
어깨(SHOULDERS)
삼각근(Deltoid):
전면삼각근(Anterior deltoid)
중간삼각근(Lateral deltoid)
이두근(BICEPS)
상완이두근(Biceps brachii):
장두(long head)
단두(short head)
전완(FOREARMS)
상완요골근(Brachioradials)
장요측수근신근(Extensor carpi radialis longus)
원회내근(Pronator teres)
요측수근굴근(Flexor carpi radialis)
장장근(Palmaris longus)
척측수근굴근(Flexor carpi ulnaris)
가슴(CHEST)
소흉근(Pectoralis minor, underneath major)
대흉근(Pectoralis major)
복부(ABS)
전거근(Serratus anterior)
복직근(Rectus abdominis)
외복사근(External oblique)
넓적다리(THIGHS)
치골근(Pectineus)
봉공근(Sartorius)
장내전근(Adductor longus)
대퇴근막장근(Tensor fasciae latae)
박근(Gracilis)
대퇴사두근(Quadriceps femoris):
대퇴직근(Rectus femoris)
중간광근(Vastus intermedius, underneath)
외측광근(Vastus lateralis)
내측광근(Vastus medialis)
종아리(CALVES)
비복근(Gastrocnemius)
전경골근(Tibialis anterior)
장지신근(Extensor digitorum longus)
장비골근(Peroneus longus)
가자미근(Soleus)

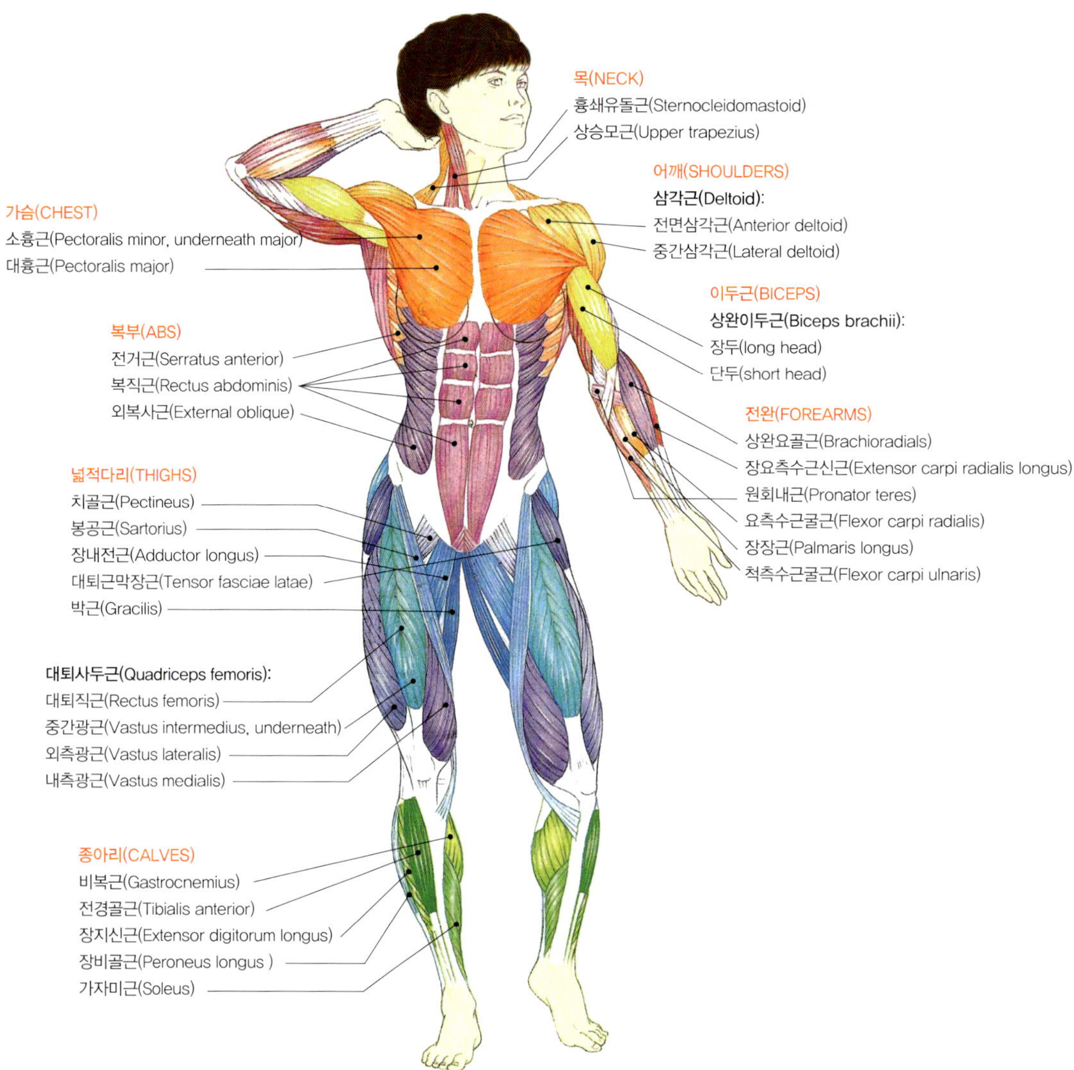

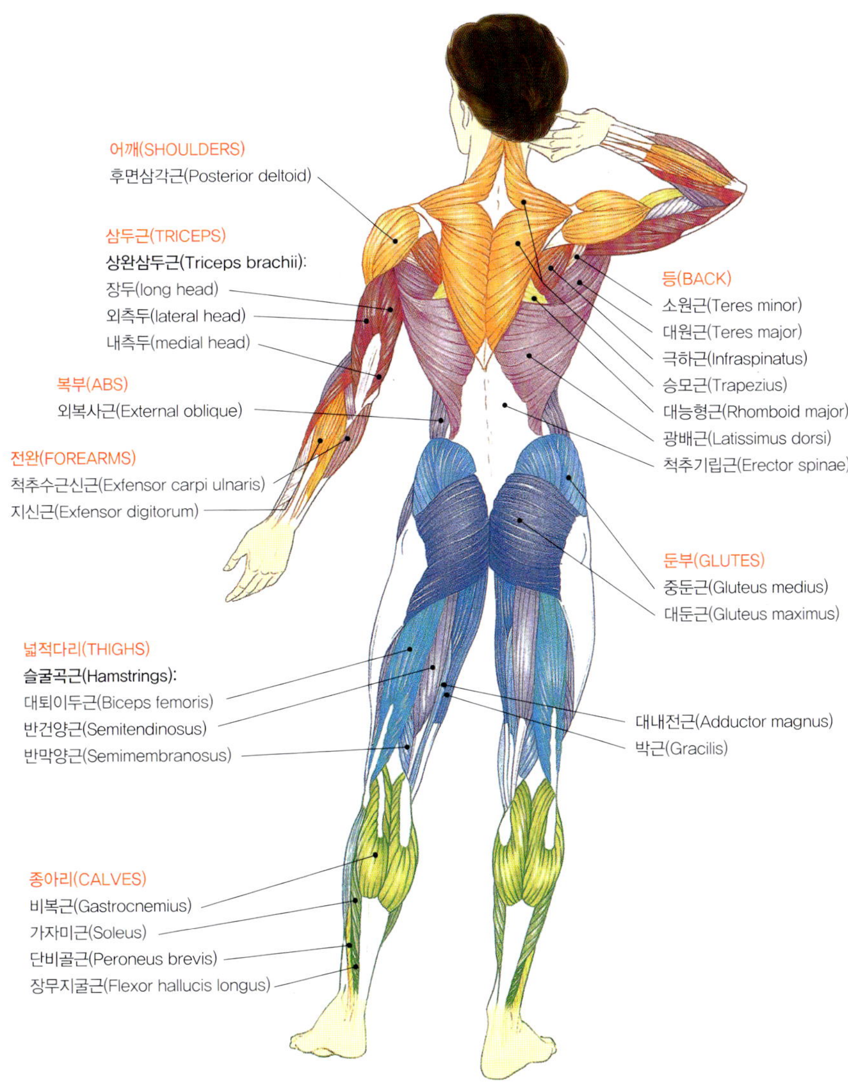

어깨(SHOULDERS)
후면삼각근(Posterior deltoid)

삼두근(TRICEPS)
상완삼두근(Triceps brachii):
장두(long head)
외측두(lateral head)
내측두(medial head)

복부(ABS)
외복사근(External oblique)

전완(FOREARMS)
척추수근신근(Exfensor carpi ulnaris)
지신근(Exfensor digitorum)

넓적다리(THIGHS)
슬굴곡근(Hamstrings):
대퇴이두근(Biceps femoris)
반건양근(Semitendinosus)
반막양근(Semimembranosus)

종아리(CALVES)
비복근(Gastrocnemius)
가자미근(Soleus)
단비골근(Peroneus brevis)
장무지굴근(Flexor hallucis longus)

등(BACK)
소원근(Teres minor)
대원근(Teres major)
극하근(Infraspinatus)
승모근(Trapezius)
대능형근(Rhomboid major)
광배근(Latissimus dorsi)
척추기립근(Erector spinae)

둔부(GLUTES)
중둔근(Gluteus medius)
대둔근(Gluteus maximus)

대내전근(Adductor magnus)
박근(Gracilis)

모든 운동은 신체를 아는 것으로부터!!

내 손 안 최고의 운동 코치 – 해부학적으로 쉽게 배우는 운동 시리즈
보디웨이트 트레이닝, 스트레칭, 요가, 필라테스 아나토미

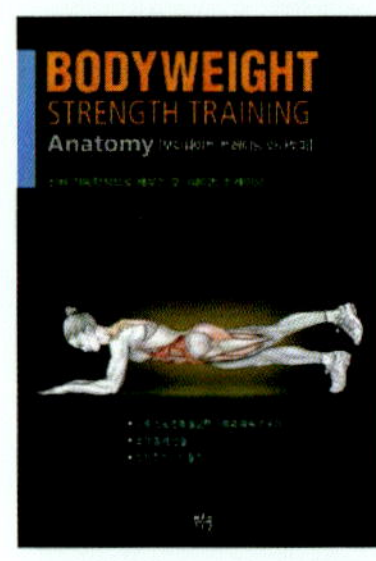

보디웨이트 트레이닝 아나토미

신체 기능학적으로 배우는 보디웨이트 트레이닝

보디웨이트 트레이닝의 과학과 운동 방법을 배울 수 있는 특별한 책으로, 언제 어디서나 할 수 있는 가장 효과적인 보디웨이트 운동 156가지가 컬러 해부 그림, 단계적인 운동 설명 및 상세한 운동 지침을 통해 소개되어 있다.

저자: 브레트 콘트레이레즈
역자: 정태석 홍정기 오재근 권만근
가격: 22,000원

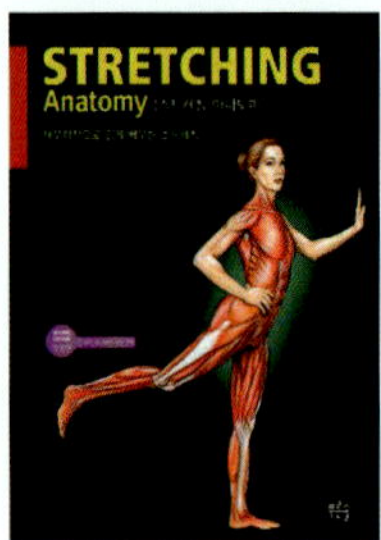

스트레칭 아나토미(개정판)

해부학적으로 쉽게 배우는 스트레칭

스트레칭 아나토미는 여러 분야의 전공에 도움이 되는 책이다. 의학, 간호학, 체육, 물리치료, 스포츠마사지, 에어로빅, 무용, 육상, 구기운동, 보디빌딩 등 자신의 전공에 맞게 이 책을 응용할 수 있다.

저자: 아놀드 G. 넬슨 · 주코 코코넨
역자: 오재근 이종하 한유창
가격: 21,000원

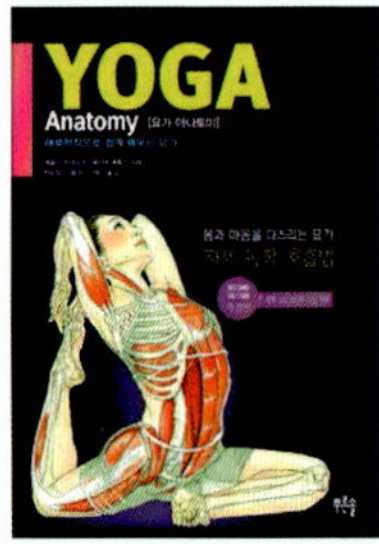

요가 아나토미(개정판)

해부학적으로 쉽게 배우는 요가

요가 아나토미는 완전히 새로운 관점에서 각각의 요가 동작을 보여준다. 즉, 정확한 요가 자세뿐만 아니라 요가 동작을 할 때 호흡의 흐름과 근육, 관절 움직임의 해부구조를 엑스레이 필름을 보듯이 투영해서 볼 수 있도록 정리한 요가 교재이다.

저자: 레슬리 카미노프 · 에이미 매튜스
역자: 한유창 이종하 오재근
가격: 24,000원　　　　　▶ 원정혜 박사 추천도서

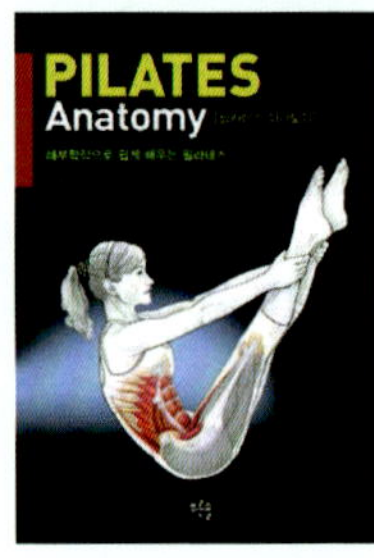

필라테스 아나토미

해부학적으로 쉽게 배우는 필라테스

상세한 설명과 단계적인 지침, 그리고 명쾌한 컬러 해부 그림을 통해 필라테스 운동과 프로그램의 내부를 들여다보게 한다.

저자: 라엘 아이자코비츠 · 캐런 클리핑어
역자: 이지혜 오재근 최세환 한규조
가격: 22,000원　　　▶ IDEA 헬스 앤 피트니스 협회 회장 피터 데이비스 추천도서